張元素 撰

珍珠囊二種
藏府標本藥式

中醫臨床經典 ⑳

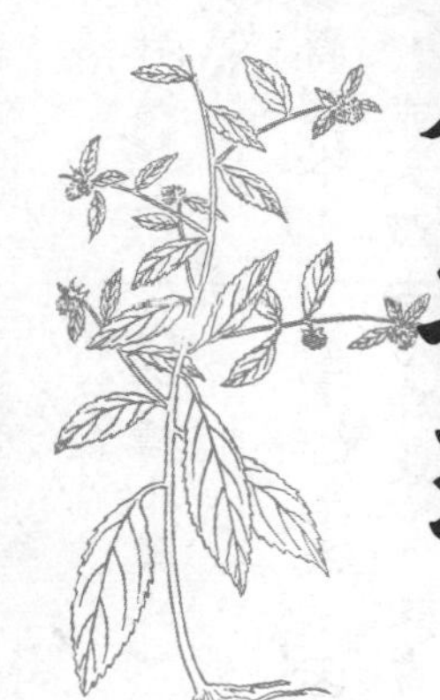

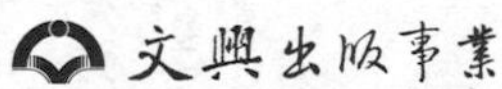

【出版序】

本書收錄金代名醫張元素所撰《珍珠囊》及《藏府標本藥式》二書。

張元素，字潔古，易州（今河北易縣）人，人稱潔古老人，因此其著作《珍珠囊》又被世人稱為《潔古老人珍珠囊》或《潔古珍珠囊》。該書主要論述本草藥性理論，但因歷時已久，原書早已不復存在，實為遺憾，傳世所見多為後人所節錄或改編。今日適逢本公司將其重刊，特別收錄不同版本之《珍珠囊》二種於一書中，以供讀者們參考比較。

其一《潔古珍珠囊》為元代杜思敬收載入《濟生拔萃》叢書中的版本，全文共一卷，主要記述藥物配伍、歸經及藥效等；其二《珍珠囊》則為明代《醫藥集覽》叢書中，與《藥性賦》合編為《藥性賦珍珠囊》之版本，內容主要辨析藥性的氣味陰陽、厚薄、升降、浮沉、補瀉等方面，因其乃早期流傳版本之一，故特將其單獨析出，刋入書中。

本書亦收入張潔古另一醫學經典《藏府標本藥式》，此著作鮮有早期刊本於世，其書目亦未見清以前書目文獻記載，僅明代李時珍《本草綱目》中曾以「藏府虛實標本用藥式」為標題引用其文，但未標明撰述人，直至清末周學海《周氏醫學叢書》始收錄之。此書以五臟六腑為主，載有各臟本病、標病，輔以瀉、補、寒、發等治法，將有關藥名條列論述，極具臨床參考價值，亦為習醫者值得珍藏的最佳讀本。

主編　陳冠婷　丙戌年

書次

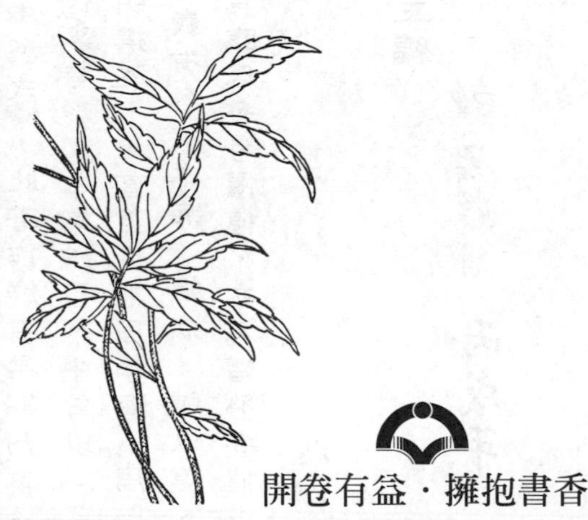

開卷有益·擁抱書香

潔古珍珠囊

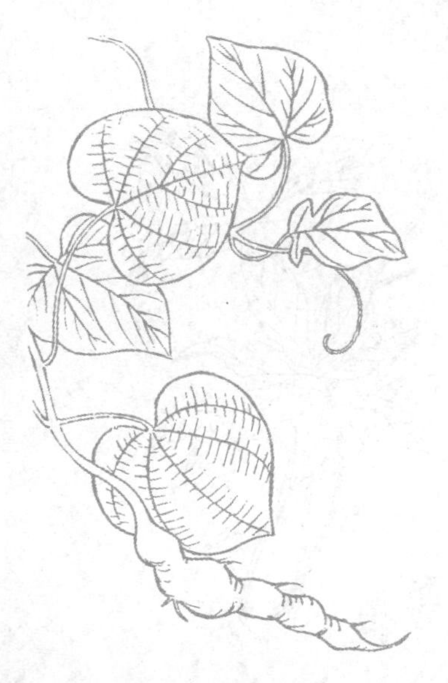

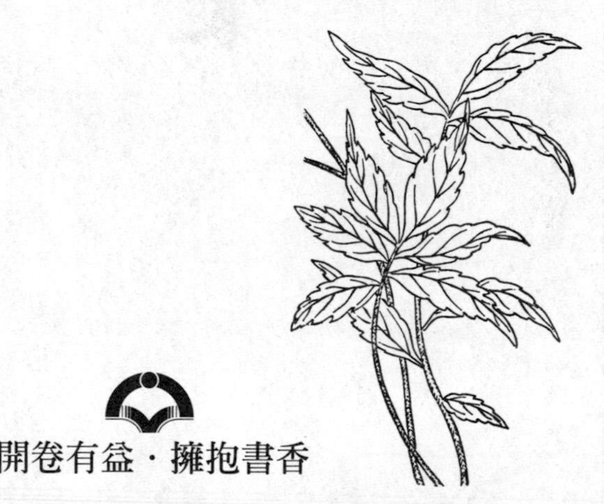
開卷有益·擁抱書香

潔古珍珠囊

防風甘　純陽太陽經本藥　身去上風　稍去下風與
乾姜　藜蘆　白歛　芫花相反

川芎辛　純陽少陽本藥治　頭痛　頸痛

細辛辛　純陽主少陰苦頭痛

白芷辛　純陽陽明經本藥去遠治　正陽陽明頭痛

黃芩苦　陰中微陽酒炒上頸主上部積血　東垣曰泄
肺火而解肌　熱肺苦氣急食苦以泄之

甘草生甘平炙甘溫　純陽補血養胃　稍去胷經之痛與　遠志
大戟　芫花　甘遂　海藻相反

當歸　陽中微陰　頭破血　身行血　尾止血
治上酒浸　治外酒洗　糖色大辛可能潰堅與

蒲黃　海藻相反

連翹 苦平 陰中微陽諸客熱非此不能除

又治手足少陽瘡瘻癰腫

黃連 苦 純陰瀉心火心下痞酒炒酒浸上頸已上與

芫花　菊花　殭蚕　款花相反

蒼朮 甘辛 陽中微陰諸腫濕非此不能除

羗活 甘苦 純陽太陽經頭痛去諸骨節疼痛非此不能除亦

足陽明太陰能建胃安脾

能溫膽太陽風藥也

白朮 苦甘溫 陽中微陰脾苦濕急食苦以燥之　又利腰臍間

血與蒼朮同用　海云蒼白有止發之異

生地黃 甘寒 陰中微陽涼血補不足血治頸已上酒浸惡

貝母　蕪荑相反

白芍藥 酸甘 陰中之陽曰補赤散瀉肝補脾胃酒浸行經止中部腹痛與　石斛　硝石相反

人參 甘苦 陽中微陰養血補胃氣瀉心火喘嗽勿用之短氣用之與　藜芦相反

柴胡 苦 陰中之陽去往來寒熱膽痺非柴胡稍子不能除與皂莢　藜芦相反　少陽厥陰行經藥也

黃耆 甘 純陽益胃氣去肌熱止自汗諸痛用之與鱉甲相反

葛根 甘 純陽止渴升陽解酒毒陽明經之本藥也

澤瀉 鹹 陰中微陽滲泄止渴泄伏水

升麻 甘苦 陽中微陰主脾胃解肌肉間熱脾痺非升麻稍不

能除手足陽明傷風引用之的藥也

半夏 苦辛 陰中之陽除痰涎胷中寒痰治太陽痰厥頭痛與烏羊血 鱉甲 皂莢 雄黃相反

桔梗 辛苦 陽中之陰療咽喉痛利肺氣治鼻塞為舟楫之劑與草龍膽相反

蔓荊子 苦辛 陰中之陽涼諸經血止頭痛主目睛內痛與石膏相反

枳殼 苦酸 陰中微陽破氣泄肺中不利之氣

枳實 苦酸 純陰去胃中濕熱消心下疼痞

厚朴 苦 陰中之陽去腹脹厚腸胃

梔子 苦 純陰去心懊憹煩燥

橘皮 苦辛 陰中之陽利肺氣有甘則補無則瀉脾活人治噦

五味子酸 陰中微陽治嗽補真氣與　葳蕤　烏頭相反

知母苦 陰中微陽涼腎經本藥上頸行經皆酒炒

乾姜辛 純陽經曰寒淫所盛以辛散之見火後稍苦故止而不走也

麻黃苦甘 陰中之陽泄衛中實去榮中寒發太陽少陰之汗入手太陰

藁本辛苦 陽中微陰太陽經本藥治巔頂痛腦齒痛與青箱子相反

地榆苦甘酸 陽中微陰治下部有血與麥門冬相反

大黃苦 純陰熱淫所盛以苦泄之　酒浸入太陽經　酒洗入陽明經　其餘經不用酒　其性走而不守

獨活甘苦 陰中之陽頭眩目運非此不能除足少陰行經藥

吳茱萸辛陽中微陰溫中下氣腹痛溫胃與 丹參 硝石

五石英相反

郁里仁苦辛陰中之陽破血潤燥

豉苦鹹 純陰去心中懊憹傷寒頭痛煩躁

黃蘗苦辛陰中之陽治腎水膀胱不足諸痿厥腰膝無力

防風辛苦陽中之陰泄濕氣與 細辛相反

川烏頭辛純陽去寒濕風痺血痺行經與

半夏 瓜蔞相反 与附子同

瞿麥辛 陽中微陰利小便為君

黍粘子 辛純陽潤肺散氣主風毒腫利咽膈

白荳蔻辛純陽散肺中滯氣主積冷氣止吐逆反胃消穀進

食

麥門冬甘 陽中微陰治肺中伏火生脉保神強陰益精與
苦參相反

茯苓甘淡 純陽滲泄止渴伐腎邪小便多則能止之澀則能
利之白入辛壬癸赤入丙與 白歛 地榆相反

熟地黃甘苦 陰中微陽大補血虛不足通血脉益氣力忌蘿蔔

阿膠甘 純陽補肺補虛安胎止痢

蘇木甘鹹 陽中之陰破死血及血脹欲死

猪苓甘苦 陽中之陰滲泄止渴 又治淋腫

肉桂甘辛 純陽太陽經本藥去衛中風邪秋冬下部腹痛非
桂不能除 湯液發汗用桂枝補腎用肉桂 忌
生蔥

草龍膽苦 純陰瀉肝熱止眼睛疼 酒浸上行

木香辛 純陽和胃氣 療中下焦氣結滯刺痛須用檳榔爲使

石膏辛甘 陰中之陽止陽明頭痛止消渴中暑潮熱

甘遂甘 純陽水結胸中非此不能除與甘草相反

天南星苦 與半夏同

金鈴子酸苦 陰中之陽心暴痛非此不能除

神麴辛 純陽益胃氣

紅藍花苦 陰中微陽入心養血 又治血運惡血不盡絞痛

地骨皮苦 純陰涼骨熱酒浸解骨蒸非此不能除

瓜蔞根苦 純陰心中枯渴非此不能除與乾姜牛膝相反

秦艽苦 陰中微陽去陽明經風濕痺仍治口瘡毒

通草甘 純陽瀉肺利小便通陰竅澀

牡丹皮苦辛陰中微陽涼骨蒸　又治腸胃積血衄血吐血手厥陰足少陰治無汗骨蒸也　地骨皮手少陽足少陰治有汗骨蒸也

琥珀甘　純陽利小便清肺　又消瘀血　安魂魄

薑黃辛

牡礪鹹　耎痞積　又治帶下溫瘧瘡腫為耎堅收濇之劑

梧桐淚鹹　治瘰癧非此不能除

草荳蔲辛　純陽益脾胃去寒　又治客寒心胃痛

巴豆辛　純陽去胃中濕破癥瘕結聚　斬關奪門之將不可輕用

茯神甘　純陽療風眩心虛非此不能除

蜀葵花　陰中微陽治帶下　赤治赤　白治白

檳榔 辛 純陽破氣滯泄胸中至高之氣

苦參 苦 純陰氣沉去濕與 兎絲子相反

藿香 甘苦 純陽微陰補衛氣益胃氣進飲食又治吐逆霍亂

青皮 苦辛鹹 陰中之陽主氣滯破積結少陽經下藥也 陳皮治高 青皮治低

甘菊花 苦 純陽養目血

茵蔯蒿 苦甘 陰中微陽治傷寒散黃

丁香 辛 純陽去胃中之實 又治腎氣奔豚痛

大棗 甘 純陽溫胃

天門冬 甘苦 陽中之陰保肺氣治血熱侵肺上喘氣促

生薑 辛 純陽益脾胃散風寒

欝金 辛苦 陰中微陽涼心

京三稜 苦甘 陰中之陽破氣瀉真氣主老癖癥瘕氣結塊血脉
不調氣虛者不用

高良姜 辛 純陽溫通脾胃

欵冬花 辛甘 純陽溫脾止嗽

香附子 甘苦 陽中之陰快氣

黑附子 辛 純陽治脾中大實腎中寒甚通行諸經與
防風相反

白芨 苦甘 陽中之陰止肺澀　白歛同

蜀膝 辛 純陽破血

射干 苦甘 陽中之陰去胃中癰瘡

威靈仙 甘 純陽去風去大腸之風通十二經絡

馬兜苓 苦 陰中微陽利小便主肺熱安肺氣補肺

燈草甘　純陽利小便

葫芦芭苦　純陰治元氣虛冷及腎虛冷

白附子辛苦　純陽溫中血痺行藥勢主中風失音　乃行而不止者也

槐花苦　純陽涼大腸之熱

槐實苦　同上

沉香甘　純陽補腎又能去惡氣調中　東垣曰能養諸氣上而至天下而及泉與藥爲使

檀香甘苦　陽中微陰主心腹霍乱中惡引胃氣上升進食

乳香甘　純陰定經之痛

川練子甘　純陽入心主上下部腹痛

竹葉苦　陰中微陽涼心經

山茱萸酸陰中之陽溫肝又能強陰益精　經云滑則氣脫
濇則可以收之山茱萸之澀以收其滑
蜀椒辛　純陽明目　又溫中止精洩
朱砂苦　純陰涼心熱非此不能除
龍骨甘　純陽固大腸脫
赤石脂甘酸　陽中之陰固脫　白石脂同
芎藭辛　純陽散諸經之風
茜根苦　陰中微陽去諸死血
艾葉苦　陰中之陽溫胃
王不留行甘苦　陽中之陰妳子導引利瘡瘍王治溂
苦寒以爲君　黃芩去心　黃連去須　黃蘗去皮　知母去須

生地黃　但用酒洗過用之以酒熱為因也

甘寒以為佐　黃耆　人參　甘草

大辛以解結為臣結者散之　連翹　當歸去芦　藁本

通經以為使手之三陽手走頭而頭走足足之三陰足走臟而腹走手

足太陽膀胱經　羌活　藁本

足少陽膽經　柴胡

足陽明胃經　升麻　葛根　白芷

足太陰脾經　芍藥白者補　赤破經

足少陰腎經　獨活　桂

足厥陰肝經　柴胡

手太陽小腸經　羌活　藁本

手少陽三焦經　柴胡

手陽明大腸經　白芷

手太陰肺經　白芷　升麻　加葱白亦能走經

手少陰心經　獨活

手厥陰心包絡　柴胡

辛溫活血去惡血　當歸稍　蘇木　紅花

牡丹皮　專治胃流血凝血

必先歲氣無伐天和

春防風　升麻　夏黃芩　知母　白芍藥

秋澤瀉　茯苓　冬桂　桂枝

補胃實胃進飲食　橘皮　人參　甘草

內實內熱者　黃連　黃蘗　知母

表虛表寒者　黃耆　人參　桂枝內發在外

氣虛氣弱者　陳皮　黄耆　人參入脾

氣實氣結者　青皮　厚朴　木香　沉香

血虛者　生地黄　當歸身

血實惡血積聚者　當歸稍　蘇木　紅花

散陰瘡之結聚排膿者　肉桂　入心引血化汗化膿

出瘡毒消瘡腫

黍粘子　用半生半熟解表裏　一名大力子　惡實子　牛旁子

瘡出膈已上須用防風上節

羌活　桔梗　此一味為舟楫使諸藥不能下沉

瘡出身中已下須用酒水中半盞

瘡堅而不潰者

昆布　王苽根　廣茂　京三稜

瘡痛甚者加用

黃芩　黃連　黃蘗　知母

十二經中但有瘡皆血結氣聚必用　連翹

瘡發而渴者加　葛根

瘡出而嘔吐者　半夏　薑屑

瘡出而渴悶者　黃連

瘡出而飲水者　澤瀉　茯苓

瘡出而大便不通者　煨大黃

大便結燥而難得者　桃仁　麻子仁　郁李仁

上焦有瘡者須用　黃芩酒洗

中焦有瘡須用　黃連酒洗

下焦有瘡須用　黃蘗　知母　防己俱酒洗

先有燥熱而病瘡者蓋胃火受邪當補腎水之不足

黄蘗　知母

因酒過多瘡出者當除膀胱留熱用　澤瀉　防尾

瀉腎火補下焦元氣　生甘草稍子

補三焦元氣調和諸藥共力成功者　炙甘草

馬刀挾癭須用　昆布　王瓜根　草龍膽

馬刀未破而堅者須用　廣茂　京三稜

地之濕氣濕寒傷之外欝壅經絡不行外有大寒濕之邪而

内必生大熱當以辛溫之藥及行本經藥通其皮毛壅滯

内則苦寒之劑瀉其當氣之不從是其治也

病在上爲天

製度宜炒酒洗　煎藥宜武宜清　服之宜緩飲

病在下爲地　煎藥宜文宜濃　服之宜急欲

去咽嗌近者奇之　遠者偶之　汗不可奇　下不可偶

補上治上以緩緩者氣味薄能遠其表劑小服而頻食後使

氣味能遠去表去上故曰治肺者九盞欲少而頻者也

肺　氣　石膏辛　血　黃芩苦

腎　氣　知母　血　黃蘗

地骨皮　瀉腎火　摠治熱在外　地爲陰骨爲裏皮爲表

牡丹皮　治包火　無汗而骨蒸　四物內加上二味治婦

人骨蒸

知母　瀉腎火　有汗而骨蒸

潔古珍珠囊　瑘

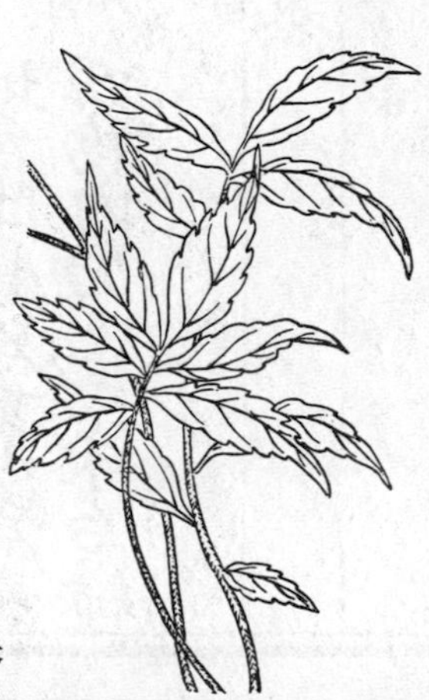

開卷有益・擁抱書香

珍珠囊

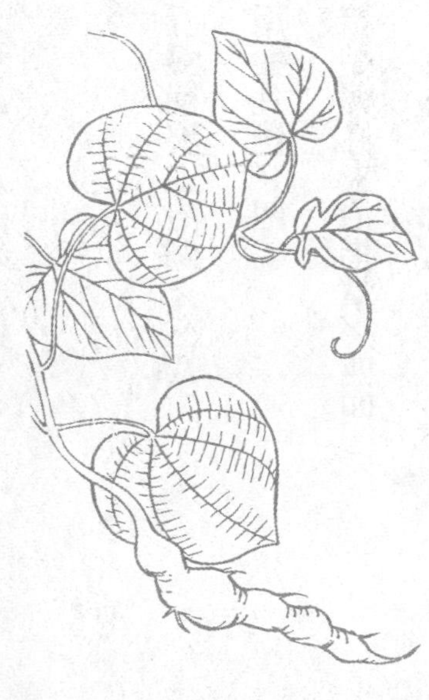

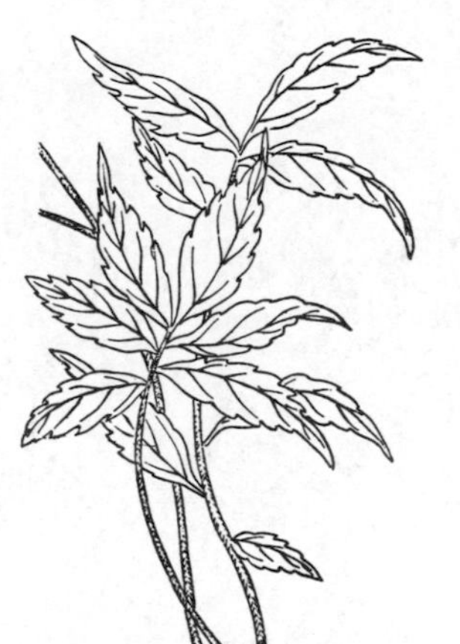

藥象陰陽

脾不主時於四季末各旺一十八日
乃坤土也生化一十一臟受胃之
氣乃能生化也

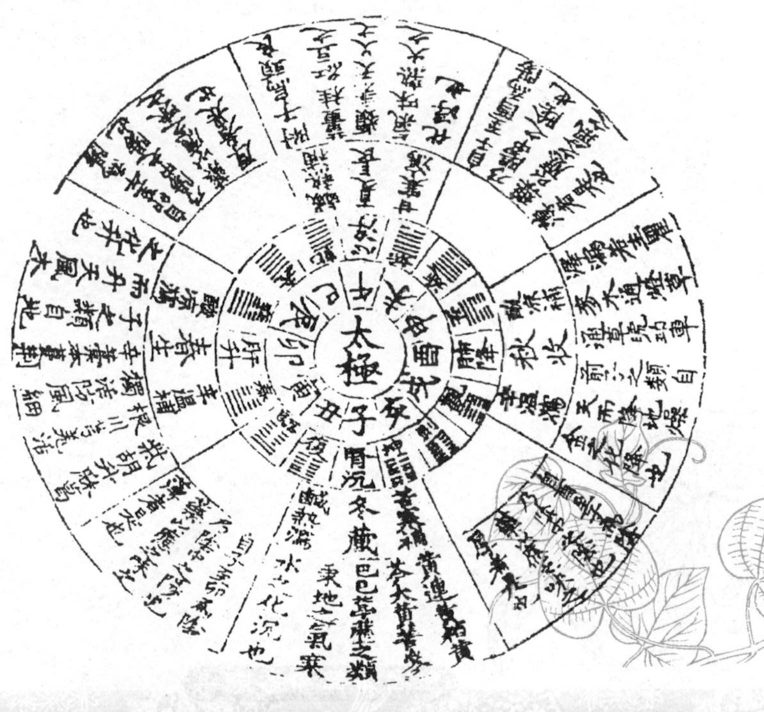

補瀉之圖

苦藥平升微寒平升辛甘
藥平降苦寒瀉濕熱苦甘
寒瀉血熱甘寒瀉氣熱

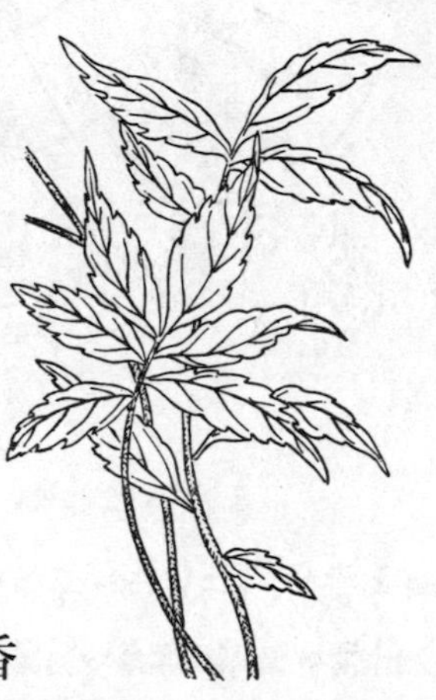

開卷有益・擁抱書香

諸品藥性陰陽論

夫藥有寒熱温涼之性。酸苦辛鹹甘淡之味。升降浮沉之能。互相氣味厚薄不同。輕重不等。寒熱相雜。陰陽相混。或氣一而味殊。或味同而氣異。總而言之。不可混說。分而言之。各有所能。本乎天者親上。本乎地者親下。輕清成象。重濁成形。清陽發腠理。濁陰走五臟。清中清者榮養於神。濁中濁者堅強骨髓。辛甘發散為陽。酸苦涌泄為陰。氣為陽。氣厚為陽中之陽。氣薄為陽中之陰。氣薄則發泄。氣厚則發熱。味為陰。味厚為陰中之陰。味薄為陰中之陽。味薄則通。味厚則泄。升降浮沉之理。胸中豁然而貫通矣。人徒知藥之神者。乃藥之力也。殊不知乃用藥者之力也。人徒知辨真偽識藥之為難。殊不知分陰陽用藥之為尤難也。

藥性升降浮沉補瀉法

足厥陰肝　味辛補酸瀉　氣温補涼瀉

足少陽膽

手少陰心　味鹹補甘瀉　氣熱補寒瀉

手太陽小腸

足太陰脾　味甘補苦瀉　氣溫涼寒熱補瀉各從其宜

足陽明胃

手太陰肺　味酸補辛瀉　氣涼補温瀉

手陽明大腸

足少陰腎
足太陽膀胱
味苦補鹹瀉　氣寒補熱瀉

五臟更相平也一臟不平所勝平之故曰安穀則昌絕穀則亡仲景云水入於経其血乃成穀入於胃脉道乃行故血不可不養衛不可不溫血溫衛和榮衛將行常有天命

諸臟五欲

肝欲散急食辛以散之　以辛補之以鹹瀉之

心欲耎急食鹹以耎之　以鹹補之以甘瀉之

脾欲緩急食甘以緩之　以甘補之以苦瀉之

肺欲收急食酸以收之　以酸補之以辛瀉之

腎欲堅急食苦以堅之　以苦補之以鹹瀉之

諸臓五苦

肝苦急急食甘以緩之　脾苦濕急食苦以燥之

心苦緩急食酸以收之　腎苦燥急食辛以潤之

肺苦氣上急食苦以泄之

開腠理致津液通其氣也

五臭湊五臓例

臊氣入肝　腥氣入肺　香氣入脾　焦氣入心

腐氣入腎

五行五色五味五走五臟主禁例

東方之木。其色青。其味酸。其臟肝。肝主筋。木曰曲直。曲直作酸。酸走肝。筋病人勿多食酸。

南方之火。其色赤。其味苦。其臟心。心主血。火曰炎上。炎上作苦。苦走心。血病人勿多食苦。

西方之金。其色白。其味辛。其臟肺。肺主氣。金曰從革。從革作辛。辛走肺。氣病人勿多食辛。

中央之土。其色黃。其味甘。其臟脾。脾主肉。土曰稼穡。稼穡作甘。甘走脾。肉病人勿多食甘。

北方之水。其色黑。其味鹹。其臟腎。腎主骨。水曰潤下。

潤下作鹹 鹹走腎、骨病人勿多食鹹

手足三陰三陽表裏引經主治例

太陽 足膀胱 手小腸　上羌活　下黃柏

少陰 足腎 手心　知母 黃連

少陽 足膽 手三焦　上柴胡　下青皮

厥陰 足肝　青皮　手包絡　柴胡

陽明 足胃 手大腸　上升麻白芷　下石膏

太陰 足脾　白芍藥　手肺　桔梗

諸藥瀉諸經之火邪

黃連瀉心火　梔子黃芩瀉肺火

白芍藥瀉脾火　柴胡黃連瀉肝膽火
知母瀉腎火　木通瀉小腸火
黃芩瀉大腸火　柴胡黃芩瀉三焦火
黃栢瀉膀胱火

諸藥相反例

甘草反　大戟　芫花　甘遂　海藻
烏頭反　半夏　栝蔞　貝母　白斂　白芨
藜蘆反　細辛　芍藥　人參　玄參　丹參
苦參　沙參

五臟補瀉主治例

肝虛者。陳皮生薑補之。虛則補其母。腎者肝之母也。以熟地黃黃栢補之。如無他證。錢氏地黃丸主之。實則白芍藥瀉之。如無他證。錢氏瀉青丸主之。實則瀉其子。以甘草瀉心。心者肝之子也。

心虛者。炒鹽補之。虛則補其母。肝者心之母也。以生薑補肝。如無他證。錢氏安神丸主之。實則甘草瀉之。如無他證。錢氏方中。重則瀉心湯。輕則導赤散。

脾虛者。甘草大棗補之。實則黃連枳實瀉之。如無他證。錢氏益黃散主之。虛則補其母。心乃脾之母。以炒鹽補心。實則瀉其子。肺乃脾之子。以桑白皮瀉肺。

肺虛者五味子補之。實則桑白皮瀉之。如無他證。錢氏阿膠散主之。虛則補其母。脾乃肺之母。以甘草大棗補脾。實則瀉其子。腎者肺之子。以澤瀉瀉腎。腎虛者熟地黃黃栢補之。腎無實不可瀉。錢氏止有補腎地黃丸。無瀉腎藥。虛則補其母。肺乃腎之母。以五味子補肺。

已上五臟補瀉素問臟氣法時論備言之矣

欲究其精詳看本論

用藥凡例

頭角痛須用川芎血枯亦用　巔頂痛須用藁本

遍身肢節痛須用羌活風濕亦用

腹中痛須用白芍藥厚朴　臍下痛須用黃柏青皮

心下痛須用吳茱萸　胃脘痛須用草荳蔻

脇下痛須用柴胡日晡潮熱寒熱往來亦用

莖中痛須用生甘草梢　氣刺痛須用枳殼

血刺痛須用當歸　心下痞須用枳實

胸中寒痞須用去白陳皮　腹中窄須用蒼朮

破血須用桃仁　活血須用當歸

補血須用川芎　調血須用玄胡索

補元氣須用人參　調諸氣湏用木香

破滯氣須用枳殼青皮　解表熱湏用黃芩去痰亦用

去痰湏用半夏　去風痰湏用南星

諸虛熱湏用黃芪盜汗亦用

脾胃受濕湏用白术去痰亦用

下焦濕腫湏用漢防已草龍膽

中焦濕熱湏用黃連　上焦濕熱湏用黃芩

煩渴湏用白茯苓葛根　嗽者湏用五味子

咳有聲無痰者湏用生薑杏仁防風

咳有聲有痰者湏用半夏枳殼防風

喘者須用阿膠天門冬麥門冬
諸泄瀉須用白芍藥白朮
諸水泄須用白朮白茯苓澤瀉
諸痢疾須用當歸白芍藥
上部見血須用防風　　中部見血須用黃連
下部見血須用地榆
眼暴發須用當歸黃連防風
眼久昏暗須用熟地黃當歸細辛
解利傷風須用防風為君白朮甘草為佐
解利傷寒須用甘草為君防風白朮為佐

凡諸風須用防風天麻
諸瘡瘍須用黄栢知母為君連翹黄芩為佐
小便不利須用黄栢知母為君茯苓澤瀉為佐
瘧疾須用柴胡為君隨所發之時所屬經絡部分以
引經藥導之
已上諸藥此大略言之以為處方之階欲究
其精於指掌珍珠囊中求之
諸品藥性主治指掌
羌活味苦甘平。氣微溫無毒。升也陰中之陽也。其用
有五。散肌表八風之邪。利周身百節之痛。排巨陽

肉腐之疽。除新舊風濕之證。乃手足太陽。表裡引經藥也。

升麻味苦平。氣微寒無毒。升也陰中之陽也。其用有四。引葱白散手陽明之風邪。引石膏止足陽明之齒痛。引諸藥遊行四經。升陽氣於至陰之下。因名之曰升麻。

柴胡味苦平。氣微寒無毒。升也陰中之陽也。其用有四。左右兩傍脇下痛。日晡潮熱往来生。在臟調經內主血。在肌主氣上行經。手足少陽。表裏四經藥也。

白芷味辛。氣溫無毒。升也陽也。其用有四。去頭面皮膚之風。除皮膚燥癢之症。止足陽明頭痛之邪。為手太陰引經之劑。

防風味甘辛。氣溫無毒。升也陽也。其用有二。以氣味能瀉肺金。以體用通療諸風。

當歸味甘辛。氣溫無毒。可升可降陽也。其用有四。頭止血而上行。身養血而中守。稍破血而下流。全活血而不走。

獨活味苦甘平。氣微溫無毒。升也陰中之陽也。其用有三。諸風掉眩。頸項難伸。風寒濕痺。兩足不仁。及爲足少陰之引經。

木香味苦辛。氣微温無毒。升也陰中之陽也。其用有二。調諸氣不可無。泄肺氣不可缺。

檳榔味苦辛。氣温無毒。降也陰也。其用有二。墜諸藥性若鐵石。治後重驗如奔馬。

吴茱萸味苦辛。氣熱有小毒。可升可降陽也。其用有四。咽嗌寒氣噎塞而不通。胸中冷氣閉塞而不利。脾胃停冷腹痛而不任。心氣刺痛成陣而不止。

藿香葉味甘。氣温無毒。可升可降陽也。其用有二。開胃口能進飲食。止霍亂仍除嘔逆。

川芎味辛。氣溫無毒。升也陽也。其用有二。上行頭角助清陽之氣止痛。下行血海養新生之血調經。

黃連味苦。氣寒無毒。沉也陰也。其用有四。瀉心火消心下痞滿之狀。主腸澼除腸中混雜之紅。治目疾暴發宜用。療瘡瘍首尾俱同。

黃芩味苦平。氣寒無毒。可升可降陰也。其用有四。中枯而飄者。瀉肺火消痰利氣。細實而堅者。瀉大腸火養陰退陽。中枯而飄者。除風濕留熱於肌表。細實而堅者。滋化源退熱於膀胱。

大黃味苦。氣寒無毒。其性沉而不浮。其用走而不守。

奪土欝而無擁滯。定禍亂而致太平。名之曰將軍。
黃柏味苦。氣寒無毒。沉也陰也。其用有五。瀉下焦隱伏之龍火。安上焦出虛噦之蚘虫。臍下痛單製而能除。腎不足生用而能補。瘻厥除濕藥中不可缺。
玄明粉味辛甘酸。氣微溫無毒。沉也陰也。其用有二。去胃中之實熱。蕩腸中之宿垢。其妙不可盡述。大抵用此而代盆硝也。
白朮味甘。氣溫無毒。可升可降陽也。其用有四。利水道有除濕之功。強脾胃有進食之効。佐黃芩有安胎之能。君枳實有消痞之妙。

人參味甘。氣溫無毒。升也陽也。其用有三。止渴生津液。和中益元氣。肺寒則可服。肺熱還傷肺。

黃蓍味甘。氣溫無毒。陽也。其用有四。溫分肉而實腠理。益元氣而補三焦。內托陰證之瘡瘍。外固表虛之盜汗。

甘草味甘平無毒。生之則寒。炙之則溫。生則分身稍而瀉火。炙則健脾胃而和中。解百毒而有効。協諸藥而無爭。以其甘能緩急。故有國老之稱。

半夏味苦辛。生寒熟溫有毒。降也陽也。其用有四。除濕化痰涎。大和脾胃氣。痰厥仍頭痛。非此莫能治陳皮味辛苦。性温無毒。可升可降陽中陰也。其用有二。留白者補胃和中。去白者消痰泄氣。

青皮味苦。性寒無毒。沉也陰也。其用有四。破滯氣愈高而愈效。削堅積愈下而愈良。引諸藥至厥陰之分下飲食入太陰之倉。

枳殼味苦酸性微寒無毒。沉也陰也。其用有四消心下痞塞之痰。泄腹中滯塞之氣。推胃中隔宿之食。削腹內連年之積。

枳實味苦酸。性微寒無毒。沉也陰也。其用有四。消胸中之虛痞。逐心下之停水。化日久之稠痰。削年深之堅積。

桔梗味苦辛。性微溫有小毒升也陰中陽也。其用有四。止咽痛兼除鼻塞。利膈氣仍治肺癰。一為諸藥之舟楫。一為肺部之引經。

知母味苦。性寒無毒。沉也陰中陰也。其用有四。瀉無根之腎火。療有汗之骨蒸。止虛勞之陽勝。滋化源之陰生。

藁本味苦辛。性微溫無毒。升也陰中陽也。其用有二。大寒氣客於巨陽之經。苦頭痛流於巔頂之上。非此味不能除。

生地黃味甘苦。性寒無毒。沉也陰也。其用有四。凉心火之血熱。瀉脾土之濕熱。止鼻中之衄熱。除五心之煩熱。

熟地黃味甘苦。性溫無毒。沉也陰也。其用有四。活血氣封塡骨髓。滋腎水補益眞陰。傷寒後脛股最痛。新產後臍腹難禁。

五味子味酸。性溫無毒。降也陰也。其用有四。滋腎經不足之水。收肺氣耗散之金。除煩熱生津止渴。補虛勞益氣強陰。

川烏味辛。性熱有毒。浮也陽中陽也。其用有二。散諸風之寒邪。破諸積之冷痛。

白芍藥味酸平。性寒有小毒。可升可降陽也。其用有四。扶陽氣大除腹痛。收陰氣陡健脾經。墜其胎能逐其血。損其肝能緩其中。

白茯苓味甘淡。性平無毒。降也陽中陰也。其用有六。利竅而除濕。益氣而和中。小便多而能止。小便塞而能通。心驚悸而能保。津液少而能生。白者入壬癸。赤者入丙丁。

澤瀉味甘鹹。性寒無毒。降也陽中陰也。其用有四。去胞垢而生新水。退陰汗而止虛煩。主小便淋瀝仙藥療水病濕腫靈丹。

薄荷葉味辛。性涼無毒。升也陽也。其用有二。清利六陽之會首。祛除諸熱之風邪。

麻黃味苦甘。性溫無毒升也陰中陽也其用有二。其形中空散寒邪而發表。其節中實止盜汗而固虛。

厚朴味苦辛。性溫無毒可升可降。陰中陽也。其用有二。苦能下氣。去實滿而泄腹脹。溫能益氣。除濕滿散結調中。

杏仁味苦甘。性溫有毒。可升可降陰中陽也其用有二。利胸中氣逆而喘促。潤大腸氣閉而便難。

巴豆味辛。性熱有大毒。浮也陽中陽也。其用有二。削堅積蕩臟腑之沉寒。通閉塞利水穀之道路。斬關奪門之將。不可輕用。

黑附子味辛。性熱有大毒。浮也陽中陽也。其性浮而不沉。其用走而不息。除六腑之沉寒。補三陽之厥逆。

蒼朮氣味主治與白朮同。補中除濕力不及白。寬中發汗功過於白。

秦艽味苦辛平。性微溫無毒。可升可降。陰中陽也。其用有二。除四肢風濕若懈。療遍體黃疸如金。

白殭蠶味鹹辛平。性微溫無毒。升也，陰中陽也。其用有二。去皮膚風動如蟲行。主面部䵟生如漆點。

白豆蔻味辛。性溫無毒。升也陽也。其用有四。破肺中滯氣。退目中雲氣。散胸中冷氣。補上焦元氣。

地榆味苦甘酸。性微寒無毒。沉也陰也。其用有二。主下部積熱之血痢。止下焦不禁之月經。

連翹味苦平。性微寒無毒。升也陰也。其用有二。瀉諸經之客熱。散諸腫之瘡瘍。

阿膠味甘平。性微溫無毒。降也陽也。其用有四。保肺益金之氣。止嗽蠲咳之膿。補虛安妊之胎。治痿強骨之力。

桃仁味苦甘平。性寒無毒降也陰也其用有二。潤大腸血秘之便難。破大腸久蓄之血結

生薑味辛。性温無毒升也陽也。其用有四。製半夏有解毒之功。佐大棗有厚腸之說。温經散表邪之風。益氣止胃翻之噦。

石膏味辛甘。性大寒無毒。沉也陰也。其用有二。制火邪清肺氣。仲景有白虎之名。除胃熱奪其食。易老云大寒之劑。不可輕用

官桂味辛。性熱有毒。浮也陽中之陽也。氣之薄者桂

枝也。氣之厚者肉桂也。氣薄則發泄。桂枝上行而發表。氣厚則發熱。肉桂下行而補腎。此天地親上親下之道也。

細辛味辛。性溫無毒。升也。陽也。其用有二。止少陽合病之首痛。散三陽數變之風邪。

梔子味苦。性大寒無毒。沉也。陰也。其用有二。療心中懊憹顛倒而不得眠。治臍下血滯小便而不得利。易老云。輕飄而象肺。色赤而象火。又能瀉肺中之火。

葛根味甘平。性寒。無毒。可升可降。陽中之陰也。其用有四發傷寒之表邪。止胃虛之消渴。解中酒之苛毒。治往来之温瘧。

括蔞根味苦。性寒無毒。沉也陰也。其用有二。止渴退煩熱。補虛通月經。

猪苓味甘淡平。無毒。降也陽中陰也。其用有二。除濕腫體用兼備。利小水氣味俱長。

乾薑生則味辛。炮則味苦。可升可降陽也。其用有二。生則逐寒邪而發表。炮則除胃冷而守中。

草龍膽味苦。性寒無毒。沉也陰也。其用有二。退肝經之邪熱。除下焦之濕腫。

蘇木味甘鹹平。性寒無毒。可升可降陰也。其用有二。
破瘀瘍死血。非此無功。除產後敗血。有此立驗。

杜仲味辛甘平。性溫無毒。降也陽也。其用有二。強志
壯筋骨。滋腎止腰痛。酥炙去其絲。功効如神應。

天門冬味苦平。性大寒無毒。升也陰也。其用有二。保
肺氣不被熱擾。定喘促陡得康寧。

麥門冬味甘平。性寒無毒。降也陽中陰也。其用有四。
退肺中隱伏之火。生肺中不足之金。止燥渴陰得
其養。補虛勞熱不能侵。

木通味甘平。性寒無毒。降也陽中陰也。其用有二。瀉

小腸火積而不散。利小便熱閉而不通。瀉小腸火無他藥可比。利小便閉與琥珀同功。

地骨皮味苦平。性寒無毒。升也陰也。其用有二。療在表無定之風邪。主傳屍有汗之骨蒸。

桑白皮味甘。性寒無毒。可升可降。陽中陰也。其用有二。益元氣不足而補虛。瀉肺氣有餘而止咳。

甘菊花味苦甘平。無毒。可升可降。陰中陽也。其用有二。散八風上注之頭眩。止兩目欲脫之淚出。

紅花味辛。性溫無毒。陽也。其用有四。逐腹中惡血。而補血虛之虛。除產後敗血。而止血暈之暈。

赤石脂味甘酸。性温無毒。降也。陽中陽也。其用有二。固腸胃有收斂之能。下胎衣無推蕩之峻。

通草味甘平。無毒。降也。陽中陰也。其用有二。陰竅澁而不利。水腫閉而不行。澁閉兩俱立驗。因有通草之名。

烏梅味酸平。性温無毒。可升可降。陰也。其用有二。收肺氣除煩止渴。主泄痢調胃和中。

川椒味辛。性大熱有毒。浮也。陽中陽也。其用有二。用之於上。退兩目之翳膜。用之於下。除六腑之沉寒。

萎蕤味甘平。無毒。降也。升也。陽中陰也。其用有四。風

淫四末不用淚出兩目背爛。男子濕注腰疼。女子
面生黑點。
秦皮味苦。性寒無毒。沉也陰也。其用有四。風寒邪合
濕成痺。青白色幻翳遮睛。女子崩中帶下。小兒風
熱驚癇。
白頭翁。味苦。性溫無毒。可升可降。陰中陽也。其用有
四。傅男子陰疝偏腫。治小兒頭禿羶腥。鼻衄血無
此不效。痢赤毒有此獲功。
牡蠣味鹹平。性寒無毒。可升可降。陰也。其用有四。男
子夢寐遺精。女子赤白崩中。榮衛往來虛熱。便滑

大小腸同。

乾漆味辛平。性溫無毒。降也。陽中陰也。其用有二。削年深堅結之沉積。破日久閉結之瘀血。

南星味苦辛。有毒。可升可降。陰中陽也。其用有二。墜中風不省之痰毒。主破傷如屍之身強。

商陸味酸辛平。有毒。降也。陽中陰也。其味酸辛。其形類人。其用療水。其効如神。

葶藶味苦。性寒無毒。沉也。陰中陰也。其用有四。除遍身之浮腫。逐膀胱之留熱。定肺氣之喘促。療積飲之痰厥。

海藻味苦鹹性寒無毒沉也陰中陰也其用有二利水道通閉結之便泄水氣消遍身之腫。

竹葉味辛苦平性寒無毒可升可降陽中陰也其用有二除新舊風邪之煩熱止喘促氣勝之上衝。

葱白味辛性温無毒升也陽也其用有二散傷風陽明頭痛之邪止傷寒陽明下痢之苦。

天麻味辛平無毒降也陽也其用有四療大人風熱頭眩治小兒風癇驚悸祛諸風麻痺不仁主癱瘓語言不遂。

大棗味甘平性温無毒降也陽也其用有二助脉强

神。大和脾胃。

威靈仙味苦。性溫無毒。可升可降。陰中陽也。其用有四。推腹中新舊之滯。消胸中痰唾之痞。散苛癢皮膚之風。利冷痛腰膝之氣。

鼠粘子味辛平。無毒。降也。陽也。其用有四。主風濕癮疹盈肌。退風熱咽喉不利。散諸腫瘡瘍之毒。利凝滯腰膝之氣。

草豆蔻味辛。性溫無毒。浮也。陽也。其用有二。去脾胃積滯之寒邪。止心腹新舊之疼痛。

玄胡索味苦辛。性溫無毒。可升可降。陰中陽也。其用有二。活精血療產後之疾。調月水治胎前之證。

用藥法象

天有陰陽。風寒暑濕燥火。三陰三陽上奉之。

溫涼寒熱。四氣是也。溫熱者。天之陽也。寒涼者。天之陰也。此乃天之陰陽也。

地有陰陽。金木水火土。生長化收藏下應之。

辛甘淡酸苦鹹。五味是也。辛甘淡者。地之陽也。酸苦鹹者。地之陰也。此乃地之陰陽也。

陰中有陽。陽中有陰。

平旦至日中。天之陽。陽中之陽也。

日中至黃昏。天之陽。陽中之陰也。

合夜至雞鳴。天之陰。陰中之陰也。

雞鳴至平旦。天之陰。陰中之陽也。

故人亦應之。人身之陰陽。外爲陽。內爲陰。背爲陽。腹爲陰。臟爲陰。腑爲陽。心肝脾肺腎五臟爲陰。膽胃大腸小腸膀胱三焦六腑爲陽。所以知陰中之陰。陽中之陽者何也。如冬病在陰。夏病在陽。春病在陰。秋病在陽。知其所在。則施鍼藥也。

背爲陽。陽中之陽。心也。　背爲陽。陽中之陰。肺也。

腹爲陰。陰中之陰。腎也。　腹爲陰。陰中之陽。肝也。

腹為陰。陰中之至陰。脾也。

此皆陰陽表裏。內外雌雄。相輸應也。

珍珠囊　終

藏府標本藥式

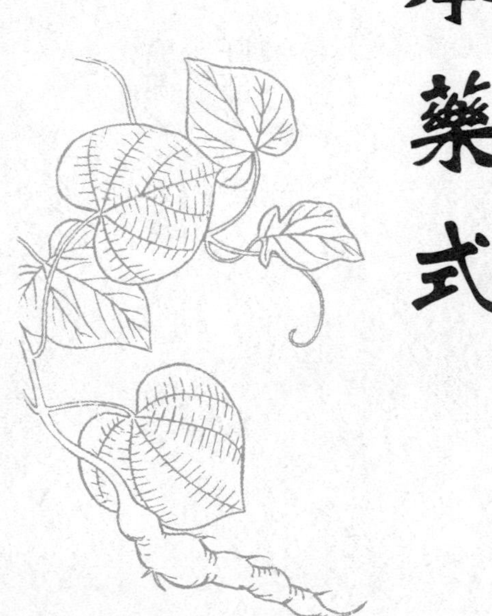

藏府標本藥式目錄

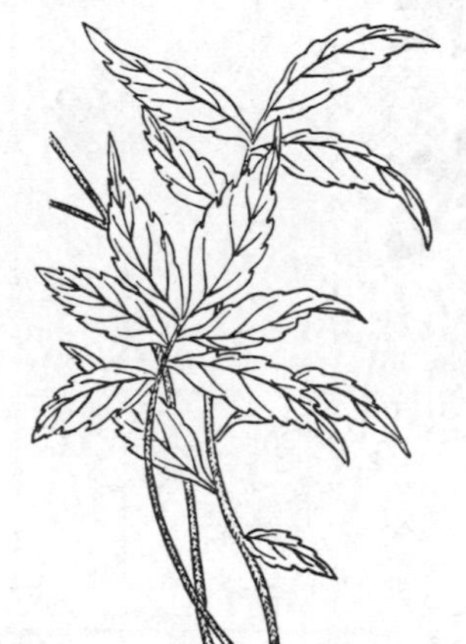

臟府標本藥式

金易水張元素箸　皖南建德周學海校正

藏府標本寒熱虛實用藥式

按此編無單行本。世亦絕少知之者。止見李東壁本草綱目前載之。而高郵趙雙湖收入醫學指歸中。其小注校綱目本稍多。殆趙氏所增耶。

肺藏魄。屬金。總攝一身元氣。主聞。主哭。主皮毛。

本病 藏府之病爲本病下同

諸氣膹鬱。肺主氣也。諸痿。肺爲五藏華蓋。故五藏之痿皆生於肺熱。喘嘔。氣逆。

氣短。咳嗽。上逆。咳唾膿血。肺癰也。不得臥。肺藏魄也。水氣射肺。

小便數而欠。遺失不禁。上氣下陷。

標病 經絡之病爲標病下同

洒淅寒熱。肺主皮毛。傷風自汗。肩背痛冷。臑臂前廉痛。

氣實瀉之

肺主氣。實者。邪氣之實也。故用瀉。下分四法。

瀉子

水爲金之子。瀉膀胱之水。則水氣下降。肺氣乃得通調。

澤瀉入膀胱利小便　葶藶大能下氣行膀胱水　桑皮下氣行水　地骨皮降肺中伏火從小便出

除溼

肺氣起於中焦。胃中溼痰凝聚。其氣上注於肺。去胃中溼痰。正以淸肺。

半夏除溼化痰和胃健脾　白礬燥溼追涎化痰墜濁　白茯苓利竅除溼瀉熱行水

薏苡仁甘益胃土勝水澹滲溼　木瓜斂肺和胃去溼熱　橘皮理氣燥溼導滯

消痰

瀉火

肺屬金。畏火。火有君相之別。君火宜清。相火有從逆兩治。氣實只宜逆治。

粳米色白入肺除煩清熱　石膏色白入肺清熱降火　寒水石瀉肺火胃火治痰熱

喘嗽知母清肺瀉火潤皮滋陰　訶子斂肺降火泄氣消痰

通滯

邪氣有餘。壅滯不通。去其滯氣。則正氣自行。

枳殼破氣行痰　薄荷辛能散涼能清搜肝氣抑肺盛　生薑辛溫發表宣通肺氣　木

香升降諸氣泄肺疏肝　厚樸辛溫苦降下氣消痰　杏仁瀉肺解肌降氣行痰　皂莢通竅吐痰入肺大腸　桔梗入肺瀉熱開提氣血表散寒邪　蘇梗下氣消痰祛風定喘

氣虛補之

正氣虛。故用補。下分三法。

補母

土為金母。補脾胃。正以益肺氣。

甘草補脾胃不足　人參益土生金大補元氣　升麻參耆上行須此引之　黃耆壯脾胃補肺氣　山藥入肺歸脾補其不足

潤燥

補母是益肺中之氣。潤燥是補肺中之陰。金為火刑則燥。潤燥不外瀉火。瀉實火則用苦寒。瀉虛火

則用甘寒

蛤蚧補肺益精定喘止嗽　阿膠清肺滋腎補陰潤燥　麥冬清心潤肺強陰益精　貝母瀉火散結潤肺清痰　百合潤肺安心清熱止嗽　天花粉降火潤燥生精滑痰　天冬清金降火滋腎潤燥

斂肺

久嗽傷肺。其氣散漫。或收而補之。或斂而降之。宜於內傷。外感禁用

烏梅斂肺澀腸清熱止渴　粟殼斂肺澀腸固腎止嗽　五味子收斂肺氣消嗽定喘

白芍安脾肺固腠理收陰氣斂逆氣　五倍子斂肺降火生津化痰

本熱清之

清熱不外瀉火潤燥。前分虛實。此分標本寒熱。意

各有注故藥味亦多重出。

清金

清金不外滋陰降火。甘寒苦寒。隨虛實而用。

黃芩苦入心寒勝熱瀉上焦中焦實火 知母苦寒瀉火 麥冬甘寒潤肺 卮子苦寒瀉心肺邪熱 沙參甘寒補肺滋五臟之陰 紫菀潤肺瀉火下氣調中 天冬甘苦大寒清金降火

本寒溫之

金固畏火。而性本寒。冷過用清潤。肺氣反傷。故曰形寒飲冷則傷肺。

温肺

土為金母。金惡燥而土惡溼。清肺太過。脾氣先傷

則土不能生金故溫肺必先溫脾胃亦補母之義也

丁香辛溫純陽泄肺溫胃藿香快氣和中開胃止嘔入手足太陰款冬花辛溫純陽溫肺理氣檀香調脾肺利胸膈引胃氣上升白豆蔻溫煖脾胃爲肺家本藥益智仁燥脾胃補心腎砂仁和胃醒脾補肺益腎糯米甘溫補脾肺虛寒百部甘苦微溫潤肺殺蟲

標寒散之

不言標熱者肺主皮毛邪氣初入則寒猶未變爲熱也

解表

表指皮毛屬太陽入肌膚則屬陽明入筋骨則屬

少陽此解表解肌和解。有淺深之不同也。

麻黃辛溫發汗肺家要藥葱白外實中空肺之藥也發汗解肌通上下陽氣紫蘇發表散寒祛風定喘

大腸屬金。主變化。爲傳送之官。

本病

大便閉結。泄痢下血。裏急後重。疽痔脫肛。腸鳴而痛。以上諸證或虛或實或寒或熱皆本府病

標病

齒痛喉痺。頸腫口乾。咽中如梗。咽非本經脈入缺盆循胃脈外近於咽。鼽衄。目黃手大指次指痛宿食發熱宿食在內發熱在外故爲標病寒慄。

腸實瀉之

大腸主出糟粕。邪氣有餘。壅滯不通。則爲實。故用瀉。下。分兩法。

熱

熱結於腸。大便不通。寒以下之。

大黃蕩滌腸胃下燥結去瘀熱 芒硝潤燥軟堅蕩滌實熱 芫花蕩滌留癖飲食寒熱邪氣 牽牛瀉氣分溼熱通大腸氣秘 巴豆開竅宣滯斬關奪門 郁李仁下氣行水破血潤燥 石膏清熱降火

氣

氣塞則壅。行氣破氣。則滯自下。

枳殼破氣行痰消痞脹寬腸胃 木香泄肺氣實大腸治瀉痢後重 橘皮理氣燥溼

下氣消痰 檳榔 瀉氣行痰攻堅去脹治大便氣祕

腸虛補之

大腸多氣少血。氣血不足則虛。故用補下分五法。

氣

補氣不外下文升陽降溼二法。此所謂氣。疑指風言。蓋風爲陽氣。善行空竅。風氣入腸。則爲腸鳴。瀉泄。諸證。故藥只舉皂莢一味。正以其入腸而搜風也。

皂莢 辛溫性燥入肺大腸搜風除溼

燥

燥屬血分。金被火傷。則血液枯燥。養血所以潤燥

也

桃仁行血潤燥通大腸氣祕　麻仁潤燥滑腸　杏仁潤燥消積通大腸氣祕　地黃瀉丙火清燥金補陰涼血　乳香消氣活血通十二經　松子治大便虛祕　當歸補血潤燥滑大腸　肉蓯蓉補精血滑大腸

濕

土爲金母。脾虛濕勝。則水穀不分。下滲於大腸。而爲瀉泄。燥脾中之濕。所以補母也。

白朮補脾燥濕　蒼朮燥胃強脾除濕散鬱　半夏和胃健脾除濕化痰　硫黃大熱純陽而疏利大腸治老人虛祕

陷

清氣在下。則生飧泄。胃中清陽之氣。陷入下焦。升而舉之，如補中益氣升陽除溼之法是也。

升麻升陽氣於至陰 引甘溫藥上行 葛根輕揚升發能鼓胃氣上行

脫

下陷不已，至於滑脫，濇以止之，所以收斂正氣也。

龍骨濇腸固精 白堊濇腸止利 訶子收脫止瀉濇腸斂肺 罌粟殼斂肺濇腸 烏梅斂肺濇腸 白礬燥溼止血 赤石脂固大小腸 禹餘糧注濇而收收溼止血 重濇濇腸止 固下 石榴皮利泄

本熱寒之

大腸屬金，惡火，肺火下移大腸，每多無形之熱，故宜寒之。

清熱

實熱則瀉。虛熱則清。前言其實。此言其虛。省文也。

秦艽 燥溼散風去腸胃熱 槐角 苦寒純陰凉大腸 地黃 瀉火清金凉血止血 黃芩 寒勝熱瀉肺火

本寒温之

金寒水冷。每多下利清穀。故用温

温裏

温裏亦所以補虛。前補虛條中未之及。亦省文也。

乾薑 去臟腑沈寒錮冷 附子 大熱純陽通十二經絡治一切沈寒 肉果 濇大腸止冷痢虛瀉

標熱散之

不言標寒者。邪入陽明。已變爲熱。且手陽明經脈

（胃部）

在上。非寒邪所干。

解肌

陽明主肌肉。已非在表。不可發汗。第用解肌之法。

石膏（體重瀉火氣清解肌）白芷（散風除溼通竅表汗爲陽明主藥）升麻（表散風邪亦入手陽明）葛根（開腠發汗解肌退熱）

胃屬土。主容受。爲水穀之海。

本病

噎膈反胃。（有火則噎膈無火則反胃）中滿腫脹。嘔吐。（聲物俱出胃寒熱皆然）瀉痢。（溼熱下行於腸）霍亂腹痛（脾胃俱病）消中。善飢不消食。（脾不爲胃用）傷飲食。（胃病累脾）胃管當心痛。支兩脇。（木剋土兼少陽病也）

標病

發熱蒸蒸。身前熱。身後寒。發狂譫語。（必兼登高棄衣諸證身熱四支實故屬標病）咽痺。（咽胃系也）上齒痛。（脈入上齒）口眼喎斜。（脈挾口且過睛明穴也）鼻痛。鼽衄赤齄。（脈起交頞）

胃實瀉之

胃主容受。然太實則中焦阻塞。上下不通。故用瀉下分二法。

溼熱

熱盛則溼者化而爲燥。故用下法。

大黃（蕩滌腸胃下燥結去瘀熱）芒硝（潤燥軟堅蕩滌腸胃）

飲食

重者用下。輕者用消。

巴豆去臟腑沈寒下冷積神麯化水穀消積滯山楂消食磨積化油膩滯阿魏入脾胃消肉積硇砂消食破瘀治肉積鬱金下氣破血三稜破血消積輕粉刼痰涎消積滯

胃虛補之

土喜冲和。或熱或寒。皆傷正氣。耗津液。故用補。下分二法。

溼熱

氣虛溼勝。溼勝熱生。去溼卽所以去熱。熱去而正氣自生。

蒼朮燥胃除溼白朮燥溼和中半夏除溼化痰茯苓滲溼行水橘皮導滯

消痰 生薑 調中暢胃開痰下食

寒溼

脾中之陽氣不足。則胃中之津液不行。補陽乃以健脾。亦以燥胃。故寒去而溼除。乃能上輸津液灌溉周身。

乾薑 逐寒邪燥脾溼除胃冷 附子 補眞陽逐寒溼 草果 健脾煖胃燥溼祛寒 官桂 補命門火抑肝扶脾 丁香 溫胃補腎 肉果 理脾煖胃逐冷祛痰 人參 補陽氣扶脾土 黃耆 補中益氣壯脾強胃

本熱寒之

不言本寒者。治寒溼之法。已見上條也。

降火

（脾部）

土生於火。火太過則土焦。降心火。乃以清胃熱。

石膏足陽明經大寒之藥 地黃苦寒入心瀉丙火 犀角瀉心火清胃熱 黃連瀉心火厚腸胃

標熱解之

邪入陽明。則病在肌肉。寒變為熱。故不言標寒。

解肌

陽明主肌肉。邪及肌肉。已不在表。故用解不用發。

升麻表散風寒足陽明引經藥 葛根入陽明經開腠發汗 豆豉發汗解肌調中下氣

脾藏志。屬土為萬物之母。主營衛主味主肌肉。主四肢。

本病

諸溼腫脹痞滿。即經中腹脹得後與氣則快不能卧食不下諸證 噫氣大

小便閉即水閉　黃疸痰飲脾不為胃行津液　吐瀉霍亂脾胃同病

心腹痛飲食不化脾不健運

標病

身體膚腫重困嗜臥四肢不舉脾主四肢　舌本強痛足大指不用九竅不通脾為萬物母主營衞脾病則諸臟俱病九竅在外故為標病　諸痙項強脈行人迎挾喉

土實瀉之

脾胃俱為倉廩之官而脾主運化脾氣太實則中央杼軸不靈故用瀉下分三法

瀉子

金為土之子土滿則肺氣壅遏瀉肺氣所以消滿

訶子泄氣消痰開胃調中 防風瀉肺散頭目滯氣 桑皮瀉肺行水下氣消痰 葶藶下氣行水大能瀉肺

吐

經云。在上者因而越之。痰血食積。壅塞上焦。涌而去之。其勢最便。故用吐法。胃實不言吐者。胃主容受。脾主消化。積雖在胃。而病生於脾也。

豆豉能升能散得鹽則吐 巵子苦寒瀉火吐虛煩客熱 蘿蔔子長於利氣能吐風痰 常山引吐行水祛老痰積飲 瓜蔕吐風熱痰涎上膈宿食 鬱金行氣破血輕揚上行同升麻服能吐 韮汁吐諸痰飲宿食 藜蘆吐上膈風涎 苦參瀉火燥溼祛風逐水 赤小豆行水散血清熱解毒 鹽湯能涌吐 苦茶瀉熱清痰下氣消食濃茶能引吐

下

下法不止去結除熱。凡驅逐痰水皆是也。蓋脾惡溼。脾病則溼勝。土不足以制水。每生積飲之證。故與腸胃三焦下熱結之法稍異。

大黃（瀉血分實熱下有形積滯）芒硝（蕩滌實熱推陳致新）青礞石（體重沈墜下氣利痰）大戟（瀉臟腑水溼）續隨子（下積飲治水氣）芫花（去水氣消痰癖）甘遂（瀉隧道水溼）

土虛補之

土為萬物之母。而寄旺於四時。土虛則諸臟無所稟承。故用補。下分三法。

補母

土生於火。益心火。所以生脾土也。

桂心苦入心經益陽消陰 茯苓安心益氣助陽補脾

氣

氣屬陽。陽氣旺。則溼不停。而脾能健運。

人參大補元氣益土生金 黃耆補中氣壯脾胃 升麻升陽氣補衛氣升胃氣兼脾胃引經藥 葛根入脾經 甘草補脾胃不足 陳皮調中快膈脾胃氣分之藥 藿香入脾經補中益氣去惡氣 葳蕤治風溼 砂仁和胃醒脾快氣調中 木香疏肝和脾三焦 扁豆調脾煖胃消暑除溼氣分藥

血

脾統血。喜溫而惡寒。寒溼傷脾。則氣病而血亦病。

甘溫益脾。則陽能生陰。所以和血而補血也。與他臟養血之法不同。

白朮甘溫和中同血藥用則補血　蒼朮甘溫辛烈燥胃强脾　白芍瀉肝安脾爲太陰行經藥　膠飴甘溫補脾甘緩中　大棗甘溫補中入脾經血分　乾薑辛溫燥溼能引血藥入氣分而生血　木瓜伐肝理脾調營衛利筋骨　烏梅酸澁而溫脾肺血分之藥　蜂蜜甘溫補中調和營衛

本溼除之

不言寒熱者。實兼寒熱也。下分二法。

脾惡溼。燥溼所以健脾。脾喜溫。故只言寒溼。不言

燥中宮

溼熱。且溼去而熱自除也。

白朮苦燥溼　蒼朮除寒溼　橘皮理氣燥溼　半夏除溼化痰　吳茱萸

燥脾除溼 南星燥溼除痰 白芥子溫中潤胃利氣豁痰

潔淨府

水乃溼之原。行水乃以除溼。故治溼必利小便。

木通通膀胱利溼熱 赤茯苓利溼熱 赤豬苓利溼 藿香去惡氣則正氣通暢 勝於白 行水氣化則小便利

標溼滲之

脾之經絡受傷者。不止於溼。外感之溼中人。不止脾之一經。脾專言溼。舉一以概其餘也。以溼屬脾。從其類也。

開鬼門

溼從汗解。風能燥溼。

葛根解肌開腠　蒼朮發汗除溼　麻黃辛溫發汗　獨活搜風去溼

(以上專舉四藥。或入陽明。或入太陽。或入少陰。非專入脾經也。蓋溼與熱合。傷在肌肉。則用陽明藥。溼與風合。傷在皮膚。則用太陽藥。溼與寒合。傷在筋骨。則用少陰藥。溼土於五行寄旺。故兼諸經藥也。推之他經。溼在太陽則用麻黃。溼在陽明則用葛根蒼朮。溼在少陰則用獨活。觸類引伸。方得作者本旨。不可泥看。餘倣此。)

小腸。主分泌水穀。爲受盛之官。

本病

大便水穀利。小便短。小便閉。小便血。小便自利。大便後血。(大腸主大便。膀胱主小便。而小腸兼主大小便。以分泌水穀也。)小腸氣痛。

(本府病)宿食夜熱旦止。(以小腸爲受盛之官)

標病

身熱惡寒。手足太陽病同嗌痛頷腫口糜。合胃經病以耳脈循胃系也

聾。

實熱瀉之

小腸承胃之下脘而下輸膀胱大腸實熱則不能泌別清濁故用瀉下分二法

氣

氣分有熱則水穀不分行水即以導熱

木通通大小腸利溼導諸溼熱豬苓行水利溼滑石利竅滲溼瀉熱行水瞿麥降心火利小腸澤瀉行水燈草利小腸降心火行水破血

血

熱入血分則血妄行清熱所以涼血止血

地黃（瀉丙火涼血生血）蒲黃（生行血熟止血）赤茯苓（入心小腸利溼熱）巵子（瀉心肺邪熱下從小便出）丹皮（瀉血中伏火涼血而生血）

虛寒補之

小腸屬火化物出焉。虛寒則失其職。故用補下分二法。

氣

胃為小腸上流。胃氣虛則溼流小腸而水穀不分。調補胃氣。即以補小腸之氣也。

白朮（燥溼和中益陽補氣）楝實（導小腸熱引心包相火下行）茴香（開胃調中療小腸冷氣）砂仁（快調中通行結滯入大小腸）神麯（調中開胃化水穀消積滯）扁豆（調脾煖胃消暑除溼）

血

血分寒虛。則多凝滯。補陽行氣。所以活血。而補血也。

桂心辛走血能補陽活血 胡索行血中氣滯氣中血滯

本熱寒之

不言本寒者。虛寒已見上條。省文也。

降火

小腸與心爲表裏。心火太旺。往往下傳於小腸。降心火。所以淸小腸之上流也。

黃柏瀉相火補腎水 黃芩苦入心寒勝熱 黃連大苦大寒入心瀉火 連翹形似心入心經氣分而瀉火 巵子瀉心肺三焦之火

標熱散之

陽邪中上。陰邪中下。手太陽經脈在上。非寒邪所能干。故止言標熱。

解肌

陽邪每多自汗之證。故不用發表。且小腸經專主上部。與足陽明解肌不同。

藁本辛溫雄壯爲太陽風藥　羌活搜風發表　防風解表去風主上焦風邪　蔓荊輕浮升散主上部風邪

膀胱。主津液爲胞之府。氣化乃能出。號州都之官。諸病皆干之。

本病

小便淋瀝。或短數。或黃赤。或白。或遺失。膀胱主小便諸病皆本府

病本府或氣痛。本府病

標病

發熱。惡寒。太陽主表頭痛。腰脊強。鼻塞。內眥近鼻足小指不

用。

實熱瀉之

膀胱主津液。實熱則津液耗散。瀉之所以救液也。

下一法。

泄火

水不。利則。火無。由泄。行水所以泄火。

滑石淡滲溼寒、泄熱下走膀胱而行水 猪苓除溼泄熱下通膀胱

下虛補之

膀胱氣化乃出。或熱或寒、皆能傷氣。氣虛則下焦不固。故用補下分二法。

熱

熱在下焦。乃眞水不足、無陰則陽無以化。宜滋腎與膀胱之陰。

知母 潤腎燥而滋陰爲氣分藥 黃柏 瀉膀胱火補腎水不足爲血分藥

寒

虛寒則氣結於下。或升或散。皆所以通其氣。虛寒則元氣不固。或溫或澀。皆所以固其氣

桔梗 開提氣血載藥上浮 升麻 能升清氣於至陰之下 益智仁 濇精固氣縮小

便　烏藥辛溫順氣治膀胱冷氣　萸肉固精秘氣縮小便

本熱利之

不言本寒者。已見補虛條中。省文也。

降火

水在高源。上焦有火。則化源絕。清金瀉火。亦補母之義。前虛熱條中所載。乃正治法。此乃隔一治法。互文也。至行水泄火。惟實者宜之。已見前瀉實條中。與此條有別。

地黃苦寒瀉火入手足少陰　巵子瀉心肺邪熱從小便出　因陳寒勝熱苦燥溼入足太陰　黃柏瀉相火補腎水　丹皮入手足少陰瀉血中伏火　地骨皮降肺中伏火

標寒發之

不言標熱者。寒邪中下。初入太陽。猶未變爲熱也

發表

太陽主表。寒邪入表。急宜驅之使出。故發汗之法。

較解表尤重。

麻黃辛溫發汗去桂枝發汗解肌羌活搜風勝溼
營中寒邪調和營衛入足太陽
經防已通腠理療風黃耆無汗能發發汗
水太陽經藥有汗能止朮賊草解肌
升散火發汗
鬱風溼蒼朮除溼。

腎藏智。屬水。爲天一之源。主聽。主骨。主二陰。

本病

諸寒厥逆。骨痿。腰痛。腰冷如冰。足胻腫寒。藏病及府水氣

下注。少腹滿急疝瘕。腎主下焦少腹腎所治也大便閉泄。吐利腥穢水液澄澈清冷不禁。腎主二陰消渴引飲。火旺傷水

標病

發熱不惡熱。眞寒假熱頭眩頭痛。太陽經病腎絡所通咽痛舌燥。

脊股後廉痛

命門右腎爲命門爲相火之原。天地之始。藏精精化於氣生血。陽能生陰降則爲漏。升則爲鉛。鉛乃北方正氣一點初生之眞陽一念之非降而爲漏一念之誠守而成鉛主三焦元氣。

本病不言標病者兩腎經絡皆同也

前後癃閉。腎主二陰左腎病便閉右腎病癃閉有寒熱之分氣逆裏急。疝痛奔豚。病同左腎滿急疝瘕而有寒熱之別消渴。亦同左腎而水虛火虛不同膏

淋淋病屬小便而精漏精寒。命門主 赤白濁。亦精道病 膏淋則傷精。精藏精

溺血崩中帶漏。命門主 生血

水強瀉之

眞水無所謂強也。膀胱之邪氣旺。則爲水強。瀉膀胱乃以瀉水也。下分二法。

瀉子

木爲水之子。水溼壅滯。得風火以助之。結爲痰涎。控去痰涎。正所以疏肝而泄水也。

牽牛 逐水消痰瀉大戟 去臟腑水溼瀉 氣分之溼熱 肝經風火之毒

瀉腑

膀胱爲腎之腑。瀉腑則臟自不實。

澤瀉利溼行水豬苓利溼利水車前子滲膀胱溼熱利小便而不走氣防己瀉下焦血分溼熱為療風水之要藥茯苓除溼瀉熱下通膀胱

水弱補之

腎為水臟。而真陽居於其中。水虧則真陽失其窟宅。無所依附。故固陽必先補水。

補母

肺為腎之母。補肺金。所以生腎水也。

人參大補肺中元氣山藥色白入肺益腎強陰

氣

火强則氣熱。火弱則氣寒。寒熱皆能傷氣。補氣之法。亦不外瀉火補火二端。內經腎臟不分左右本草雖分。究竟命門治法已該左腎中。

知母瀉火補水潤燥爲腎經氣分藥 元參色黑入腎能壯水以制火 破故紙補相火以通君火煖丹田壯元陽 砂仁辛溫益腎通行結滯 苦參瀉火燥溼補陰益精

血

血屬陰。陰與陽相配。陽強則陰虧。無陽亦無以生陰。故滋陰溫腎。皆所以益精而補血也。亦兼命門治法在內。

黃柏瀉火補水腎經血分藥 枸杞生精助陽清肝滋腎 熟地黃滋腎水填骨髓補真陰生精血 鎖陽益精與陽補陰潤燥 肉蓯蓉入腎經血分補命門相火 萸肉補腎溫肝強陰助陽 阿膠養肝滋腎和血補陰 五味子斂肺滋腎強陰濇精

本熱攻之

邪熱入裏。直攻腎臟。非如前補氣條中用清熱之法。可以緩圖者也。惟有急攻一法。

下

熱入腎臟。真水已虧。豈可攻下。而傷寒少陰條中。有用大承氣湯下之者。以有口燥咽乾之證。故屬之少陰。其實乃少陰陽明也。熱結於足陽明。則土燥耗水。熱結於手陽明。則金燥不能生水。攻陽明之熱。正所以救腎水也。況腎主二陰。瀉腑所以通小便。攻下所以通大便。此亦瀉實之法。補前條所未備。

本寒溫之

北方水臟。加以寒邪。恐真陽易至消亡。故有急溫一法。

溫裏

溫裏亦不外下條益陽之法。但本非真陽不足。以寒邪犯本。急用溫法。故所用皆猛烈之藥。與下補火法大同小異。

附子 大熱純陽 逐風寒溼 治沉寒錮冷之病 乾薑 生逐寒邪而發表 炮除胃冷而守中 官桂 益陽補氣 白朮 苦燥溼 溫和中 蜀椒 發汗散寒入命門補火

標寒解之

寒邪直入陰分。然尚在經絡。未入臟腑。故曰標寒。

解表

寒邪入於少陰。經絡雖在表。未入於裏。已與太陽之表不同。第可引之。從太陽而出。不可過汗以泄腎經。故不言發表。而言解表也。

麻黃發表解肌去營中寒邪衛中風邪　細辛辛溫散風邪乃足少陰本藥　獨活搜風去濕入足少陰氣分　桂枝發汗解肌溫經通脈

標熱涼之

寒邪入於骨髓。久之變而為熱。以邪猶在表。故為標熱。

清熱

熱自內出。發熱而不惡寒。不可發汗。故用清熱之法。

元參入腎補水散無根浮游之火 連翹入心瀉火除三焦浮熱 甘草生用瀉火
炙用補中入汗劑則解肌入凉劑則瀉邪火 豬膚治少陰下利咽痛

火强瀉之

火强非火實也。水弱故火强。火强則水愈弱。故瀉法仍是補法。

瀉相火

腎火與水並處。水不足。火乃有餘。滋陰卽以瀉火。所謂壯水之主以制陽光是也。

黃柏瀉相火補腎水不足 知母潤腎燥而滋陰 丹皮入足少陰瀉伏火凉血而生血
地骨皮瀉肝腎虛熱凉血而補正氣 生地黃滋陰退陽入足少陰 茯苓行水
瀉元參色黑入腎壯水以制火 寒水石除三焦火熱

火弱補之

火居水內卽坎中一畫之陽先天之本是也弱則腎虛而眞陽衰敗故宜補

益陽

腎中元陽不足無以藏精而生血故補火而不失之燥則陽能配陰而火不耗水卽用燥藥亦必以滋腎之藥佐之益陽與溫裏所以不同所謂益火之原以消陰翳是也

附子引補氣藥以復散失之元陽引補血藥以滋不足之眞陰　肉桂入肝腎血分補命門相火不足　益智仁補命門火不足澁精固氣　破故紙暖丹田壯元陽　沉香入右腎命門能煖精壯陽　川烏功同附子而稍緩寒宜附子風宜烏頭　硫黃補命門眞火不

足性雖熱而能逐　天雄 補下焦命門陽虛　烏藥 治厥逆之氣　陽起石 補右腎命門　茴香 暖丹田補命門不足　胡桃 屬水入腎佐破故紙大補下焦　巴戟 入腎經血分強陰益精　丹砂 同地黃枸杞之類養腎　當歸 和血養血治一切血證陰虛而陽無所附者　蛤蚧 補肺潤腎益精助陽　覆盆 益腎臟而固精起陽痿縮小便

精脫固之

血生於陰。而精化於陽。陽不能固則精不能藏。故固精屬之右腎。

澀滑

澀以止脫。澀之所以固之也。

牡蠣 澀以收脫治遺精　芡實 固腎澀精　金櫻子 固精氣入腎經　五味子 收耗散之氣強陰濇精　遠志 能通腎氣上達於心治夢洩　萸肉 固清祕氣　蛤蚧

與牡蠣同功

心藏神爲君火包絡爲相火。代君行令。主血。主言。主汗。主笑。

本病

諸熱瞀瘛。心主火火勝則目眩筋急驚惑譫妄煩亂。心藏神心病則神亂啼笑詈罵。與經言喜笑不休略同怔忡。即心火病健忘。心藏神自汗。心主汗諸痛痒瘡瘍。心主血熱傷血也

標病

肌熱。熱在血分畏寒戰慄。熱極似寒舌不能言。心主言面赤目黃。心煩熱。胸脇滿。痛引腰背肩胛肘臂。

火實瀉之

心屬火邪氣有餘則爲火實故用瀉下分四法

瀉子

土爲火之子瀉脾胃之熱而心火自清

黃連（苦寒瀉心火王海藏曰瀉心實瀉脾也）大黃（大瀉血分實熱入足太陰足陽明）

氣

火入上焦則肺氣受傷甘溫以益元氣而熱自退雖以補氣亦謂之瀉火火入下焦則小腸與膀胱氣化不行通水道瀉腎火正以導赤也

甘草（生用瀉火入涼劑則瀉邪熱）人參（大補元氣生亦瀉火）赤茯苓（瀉熱行水入小腸氣分）木通（通小腸膀胱導滲熱從小便出）黃柏（沈陰下降瀉膀胱相火）

血

火入血分。則血熱。涼血所以瀉火。

丹參色赤入心破宿血生新血　丹皮瀉血中伏火涼血而生血　生地黃瀉心火涼血而生血　元參壯水以制火

鎮驚

心藏神。邪入心包。則神不安。化痰清熱。兼以重墜。亦鎮驚之義也。

硃砂瀉心經邪熱鎮心定驚　牛黃清心解熱利痰涼驚　紫石英重以去怯入心肝血分

神虛補之

心藏神。正氣不足。則為神虛。故用補。下分三法。

補母

木爲火之母。肝虛則無以生火。故補心必先補肝。

細辛辛溫　烏梅味酸　棗仁甘酸而潤　肝欲散
補肝　　　入肝　　　專補肝膽　生薑辛散所
以補　陳皮辛能散入厥
肝　　　　陰行肝氣

氣

膻中爲氣海。膻中清陽之氣不足。當溫以補之。即
降濁升清。亦所以爲補也。

桂心苦入心補　澤瀉利溼熱溼熱既　白茯苓安心
心陽活血　　　瀉降則清氣上行　　益氣
定魄　茯神安魂養神　遠志苦瀉熱溫壯氣能　石菖
安魂　開心益智　　　通腎氣上達於心
蒲辛苦而溫
通竅補心

血

心主血。補心必先補血。生新去滯。皆所以爲補也。

當歸苦溫助心為血中氣藥熟地黃入手少陰厥陰生精血乳香香竄入心調氣和血沒藥通滯血補心虛

本熱寒之

不言本寒者。心虛則寒。上補虛條中已載。旨文也。

瀉火

虛用甘寒。實用苦寒。瀉火之法。不外二端。

黃芩苦入心寒勝熱瀉實火竹葉甘寒瀉上焦煩熱麥冬清心火潤肺燥芒硝苦寒除熱炒鹽瀉熱潤燥補心

涼血

涼血亦不外瀉火。但瀉血中之火。則為涼血。

生地黃入心瀉火平諸血逆梔子色赤入心瀉心經邪熱天竺黃入心經瀉

熱豁疾

標熱發之

不言標寒者。心經在上。非寒邪所能干。且心主血脈。邪入於脈。已非在表。有熱無寒可知

散火

火鬱則發之。升散之藥。所以順其性而發之。與解表發表之義不同。

甘草入汗劑則解肌　獨活搜風去溼　麻黃發汗解肌兼走手少陰　柴胡發表升陽平少陰厥陰邪熱　龍腦辛溫散熱

三焦為相火之用。分布命門元氣。主升降出入。游行天地之間。總領五藏六府營衛經絡內外上下左右之氣。

號中淸之府。上主納。中主化。下主出。

本病

諸熱瞀瘛。（腑藏同病）暴病暴卒暴瘖。（火性迅烈也）躁擾狂越。

譫妄驚駭。（腑臟同病）諸血溢血泄。（火盛則血熱妄行）諸氣逆衝

上。（火性炎上）諸瘡瘍。（同臟病）痘疹瘤核。（亦瘡瘍之類）

三焦本病上已詳敘。以下六條。皆他臟他腑之病。

諸經已載。此復詳敘三焦條下者。以三焦總領五

臟六腑。營衛經絡。無所不貫故也。

上（上謂心肺胸膈上脘諸經）熱。則喘滿。諸嘔吐酸。胸痞脇痛。食

飲不消。頭上汗出。

中（中謂脾胃兩經）熱。則善飢而瘦。解㑊。（尺脈緩澀謂之解㑊）中滿。諸

脹腹大。諸病有聲。鼓之如鼓。上下關格不通。霍亂吐利。

下（下謂肝腎大小腸膀胱諸經）熱。則暴注下迫。水液渾濁。下部腫滿。小便淋瀝。或不通。大便閉結。下痢。

上寒（三焦屬火火實則熱火虛則寒）則吐飲食痰水。胸痹。前後引痛。食已還出。

中寒。則飲食不化。寒脹。反胃。吐水。溼瀉。不渴。

下寒。則二便不禁。臍腹冷疝痛。

標病

惡寒戰慄。如喪神守（同本藏病）。耳鳴耳聾。嗌乾。喉痹。并諸病胕腫。疼酸。（本經在手但三焦爲決瀆之官水道不行下注而爲胕腫）驚駭

驚必兼搐證見手足故屬標病手小指次指不用。小指之次指四指也

實火瀉之

三焦屬火。邪氣有餘則實。故用瀉。下分三法。

汗

實在表則發汗。亦兼諸經解表之法。

麻黃足太陽手少陰陽明汗藥柴胡少陽汗藥葛根手足陽明汗藥荊芥足厥陰經汗藥升麻陽明太陰汗藥薄荷足厥陰經汗藥羌活足太陽足少陰厥陰汗藥石膏足陽明手太陰三焦汗藥

吐

實在上焦。則用吐法。

瓜蒂吐風熱痰涎上膈宿食食鹽辛溫能涌吐虀汁酸鹹吐痰飲宿食

下

實在中焦下焦則用下法。

大黃大瀉血分實熱下有形積滯　芒硝蕩滌三焦腸胃實熱

虛火補之

虛火謂火不足之證。卽寒也。故溫之所以爲補。

上焦

人參甘溫補肺　天雄補下焦以益上焦　桂心苦入心

中焦

人參益土生金　黃耆補中益氣　丁香溫胃　木香和脾氣　草果健脾煖胃

下焦

黑附子補命門相火　肉桂入肝腎血分補命門相火　硫黃補命門眞火不足

人參 得下焦引藥補三焦 沉香 入命門暖精壯陽 烏藥 治膀胱冷氣 破故紙 入命門補相火

本熱寒之

不言本寒者。虛火即寒。省文也。實火亦熱。治前言瀉法。此不用瀉而用寒。則本熱不必皆實火。瀉熱亦不止汗吐下三法也。參看具有精義

上焦

黃芩 酒炒上行瀉肺火 連翹 瀉心火與心包火 卮子 瀉心肺熱 知母 清上肺金而瀉火 元參 散浮游之火 石膏 色白入肺 生地黃 瀉心火

中焦

黃連 爲中部之使 連翹 兼除手足少陰手湯明溼熱 生芐 隨他藥能治諸經血

熱石膏足陽明大寒之藥

下焦

黃柏瀉膀胱　知母瀉腎　生苄入手太陽陽明　石膏

兼入相火　知母火　瀉肝　治濁血使血

三焦丹皮瀉肝腎　骨皮瀉腎火虛熱

標熱散之

三焦經脈在上。且少陽居表裏之間。無所謂寒也。故不言標寒。

解表

解表亦是汗法。但前通言諸經汗法。此則專指本經言。故前條首言麻黃。而此條首言柴胡。不用麻黃也。

柴胡少陽表藥細辛少陰本藥辛益肝膽可通少陽荊芥肝經表藥可通少陽羌活肝經表藥可通少陽葛根陽明表藥能升陽散火石膏三焦表藥

膽屬木。為少陽相火。發生萬物。為決斷之官。十一藏取決於此。

本病

口苦。嘔苦汁。善太息。心中憺憺如人將捕之。膽氣虛故

目昏。肝主目不眠。魂藏於肝與膽為表裏

按經謂邪在膽逆在胃。口苦嘔苦汁。以其脈俠胃也。又謂膽熱多睡。膽冷無眠。蓋熱則氣濁神昏也。

標病

寒熱往來。痁瘧。胸脇痛。頭額痛。耳痛鳴聾。瘰癧結核。馬刀。足小指次指不用。

實火瀉之

木旺生火。火有餘則爲實。故用瀉。

瀉膽

相火有餘則膽實。瀉火所以瀉膽也。

龍膽草益肝膽而瀉火　牛膽瀉膽除腦中熱　豬膽瀉肝膽之火　生棗仁消火散熱治目赤腫痛　生酸棗仁生用酸平療膽熱　黃連瀉火益肝膽　豬膽汁炒瀉熱　苦茶消痰

虛火補之

肝腎虧弱。相火易虛。故用補。

温膽

膽虛則寒。故宜温補。補氣補血。所以温之也。

人參甘溫補氣正氣旺則心肝靜　細辛辛益肝膽　半夏補肝潤腎除溼化痰　當
歸和血養血　炒蕤仁補肝明目　炒棗仁專補肝膽療膽虛不眠　炒熟地黃
補陰生血

本熱平之

不言本寒者。已具溫膽條中。省文也。

除火

瀉膽條中。亦多降火之藥。但火兼虛實。前言其實。

此兼言其虛。

黃芩瀉實火仲景柴胡湯用爲少陽裏藥　黃連解見前條　芍藥瀉肝火能於土中寫
木　連翹除少陽氣分實熱　甘草入涼劑則瀉邸火

鎮驚

肝藏魂。有熱則魂不安。而膽怯重。以止怯。所以鎮之也。

黑鉛鎮心安神 水銀主天行熱疾安神鎮心

標熱和之

不言標寒者。少陽半表。所主在筋。邪入於筋。較肌肉更深。則寒變爲熱

和解

和法較解肌更輕

柴胡足少陽表藥瀉肝火入 芍藥肝經血分 黃芩足少陽裏表藥 半夏發表

開鬱入汗劑 甘草則解肌

肝藏血。屬木。膽火寄於中。主血。主目。主筋。主呼。主怒。

本病

諸風。肝主風木 眩運。風火之象 僵臥強直驚癇。諸風火上炎筋脈受傷之說 兩脇腫痛。胸肋滿痛。肝脈貫膈布脇肋腫痛滿痛似屬標病但肝爲雷火諸逆衝上皆屬於火則胸脇作痛皆火逆爲之也況經脈伏行之地在內不在外故屬之本病之類 疝痛。標病中有癩疝小腹腫痛而此列之本病以腹中作痛皆得名之爲疝非必下連睾丸也 癥瘕。血積爲癥氣聚爲瘕 女人經病。血室屬於肝經

標病

寒熱瘧。頭痛。吐涎。脈上顛會於巔 目赤。脈上連目系 面青。脈行頰裏 多怒。怒必外見辭色故爲標病 耳閉。少陽脈入耳中肝之表也 頰腫。脈行頰裏 筋攣。肝主筋 卵縮。丈夫癩疝。脈繞陰器 女人少腹腫痛。陰病。脈抵小腹

有餘瀉之

肝實則爲有餘。故用瀉下分五法。

瀉子

心爲肝之子。瀉心火。所以瀉子也。

甘草瀉丙火

行氣

肝主血。而氣者所以行乎血。氣滯則血凝。行血中之氣。正以行血也。

香附血中氣藥行氣散瘀 川芎血中氣藥 瞿麥破血 利竅 牽牛瀉氣分 溼熱通 過青皮入肝膽氣分 下焦鬱 過破血散血

行血

血凝滯不行則爲實舊血不去則新血不流破血乃所以行血也

紅花入肝經破瘀活血　鼈甲色青入肝治血瘕經阻　桃仁厥陰血分藥泄血滯生新血　莪朮入肝經破血消積　三稜入肝經血分破血消積　穿山甲專能行散入厥陰通經　大黃大瀉血分實熱下積通經　水蛭逐惡血瘀血破血癥積聚　蝱蟲破血積堅痞癥瘕　蘇木入三陰血分破瘀血　丹皮破積血通經脈

鎮驚

邪入肝經則魂不安而善驚逐風熱墜痰涎皆所以鎮之也

雄黃得正陽之氣入肝經氣分瀉肝風　金箔金制木重鎮怯治肝膽風熱之病　鐵落平肝去怯治善怒發狂　珍珠瀉熱定驚鎮心安神　代赭石鎮虛逆治血熱　夜

明砂瀉熱 胡粉墜痰 銀箔鎮心明目去 鉛丹墜痰去怯
散結 消脹 風熱顛癇

龍骨收歛浮越之正 石決明除肝經
氣安神鎮驚 風熱

搜風

肝主風木。故諸風屬肝。搜風之法。於肝經獨詳

羌活搜肝 荊芥入肝經 薄荷搜肝風 槐子入肝經
風 散風熱 散風熱 氣分疏

導風 蔓荊子散上部 白花蛇透骨 獨活搜肝 皂莢
熱 風邪 搜風 去風

搜風 烏頭大燥 防風搜肝 白附子去頭面 殭蠶治
洩熱 去風 去風 游風 風

化痰 蟬脫除風熱 治皮膚

不足補之

肝虛則爲不足。故用補。下分三法。

補母

腎爲肝之母。故云肝無補法。補腎卽所以補肝也。

枸杞清肝滋腎益氣生精杜仲甘溫補腎狗脊平補肝腎熟地黃滋腎水補眞陰苦參燥溼勝熱補陰益精萆薢補肝虛阿膠和血補陰兔絲子強陰益精平補三陰

補血

血宜流通。而惡壅滯。補血之中。兼以活血。乃善用補者也。

當歸和血補血爲血中氣藥牛膝益肝腎生用破惡血續斷補肝腎宣通血脈白芍藥補血瀉肝血竭散瘀生新和血聖藥沒藥通滯血補肝膽川芎補血潤燥散瘀通經

補氣

木性條達。鬱遏之則其氣不揚。辛以補之所以達其氣。

天麻辛溫入肝經氣分益氣強陰 柏子仁滋肝明目肝經氣分藥 蒼朮升氣散鬱 菊花去風熱明目 細辛辛散風熱補益肝膽 蜜蒙花潤肝明目 決明入肝經除風熱 穀精草辛溫去風熱入厥陰肝經 生薑辛溫散寒宣氣解鬱

本熱寒之

不言本寒者。不足卽爲虛寒。溫補之法。已見上條。省文也。

瀉木

木中有火。瀉木亦不外瀉火。但酸以瀉木。鹹以瀉火。瀉中有補。與下瀉火攻裏有虛實之分。與上補母補氣血。又有寒溫之辨。

芍藥酸瀉肝火補肝血 烏梅酸斂肺補金以制木 澤瀉鹹瀉腎火起陰氣

瀉火

苦寒瀉火。亦是瀉其有餘。但不用攻伐。止用寒涼亦是和解之法。

黃連瀉肝膽火豬膽汁炒 龍膽草益肝膽而瀉火除下焦濕熱 黃芩瀉少陽相火 苦茶瀉熱下氣 豬膽瀉肝膽火

攻裏

行血亦用大黃。是行血亦攻裏。但攻裏不必行血。故另立攻裏一條。皆所以瀉實火也。

大黃入肝經血分下燥結而去瘀熱

標熱發之
肝主筋。在肌肉之內。邪入肝經。寒變爲熱。故不言
標寒。

和解
肝之表。少陽也。故用少陽和解之法。
柴胡少陽表藥 半夏辛散發表開鬱

解肌
邪入筋。而用解肌法。解肌而用太陽發表藥。蓋邪
已深入。引之從肌肉而皮毛也。
桂枝發汗解肌 麻黃發汗解肌

藏府標本藥式　終

中醫臨床經典 ⑳

珍珠囊二種

藏府標本藥式

LG020

出 版 者：文興出版事業有限公司
總 公 司：臺中市西屯區漢口路2段231號
電　　話：(04)23160278　　傳　　真：(04)23124123
營 業 部：臺中市西屯區上安路9號2樓
電　　話：(04)24521807　　傳　　真：(04)24513175
E-mail：79989887@lsc.net.tw
作　　者：張元素
發 行 人：洪心容
總 策 劃：黃世勳
主　　編：陳冠婷
執行監製：賀曉帆
美術編輯：林士民
封面設計：林士民
印　　刷：上立紙品印刷股份有限公司
地　　址：臺中市西屯區永輝路88號
電　　話：(04)23175495　　傳　　真：(04)23175496
總 經 銷：紅螞蟻圖書有限公司
地　　址：臺北市內湖區舊宗路2段121巷28號4樓
電　　話：(02)27953656　　傳　　真：(02)27954100
初　　版：西元2006年12月
定　　價：新臺幣120元整
ISBN-13：978-986-82262-9-6（平裝）
ISBN-10：986-82262-9-5（平裝）

郵政劃撥　戶名：文興出版事業有限公司　帳號：22539747

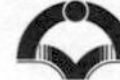

國家圖書館出版品預行編目資料

珍珠囊二種、藏府標本藥式 / 張元素撰.
-- 初版. -- 臺中市：文興出版，2006〔民95〕
面；　　公分. --（中醫臨床經典；20）
ISBN 978-986-82262-9-6（平裝）
1. 中國醫藥
413.1　　　　95023289

展讀文化出版集團
flywings.com.tw